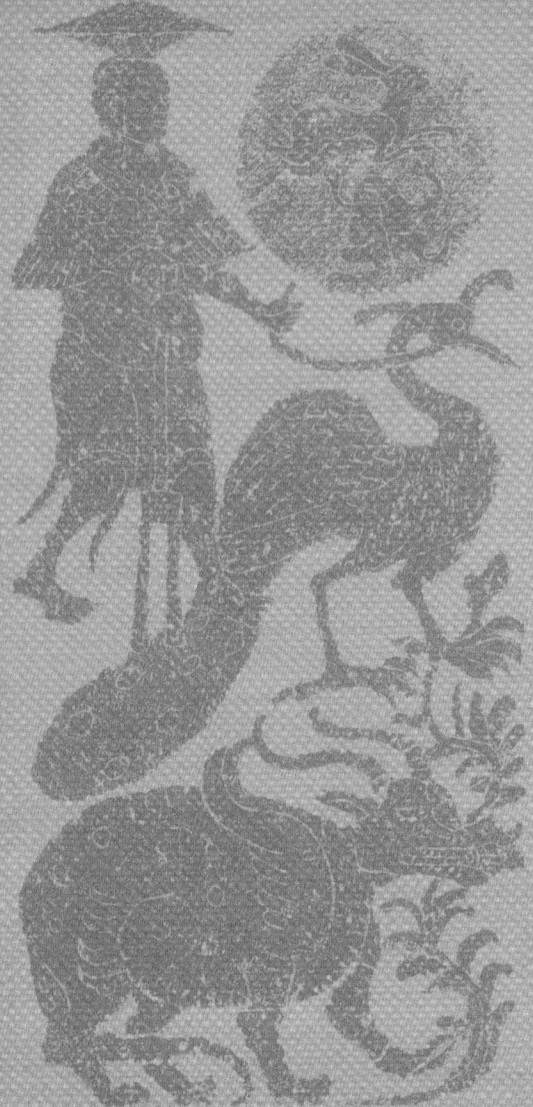

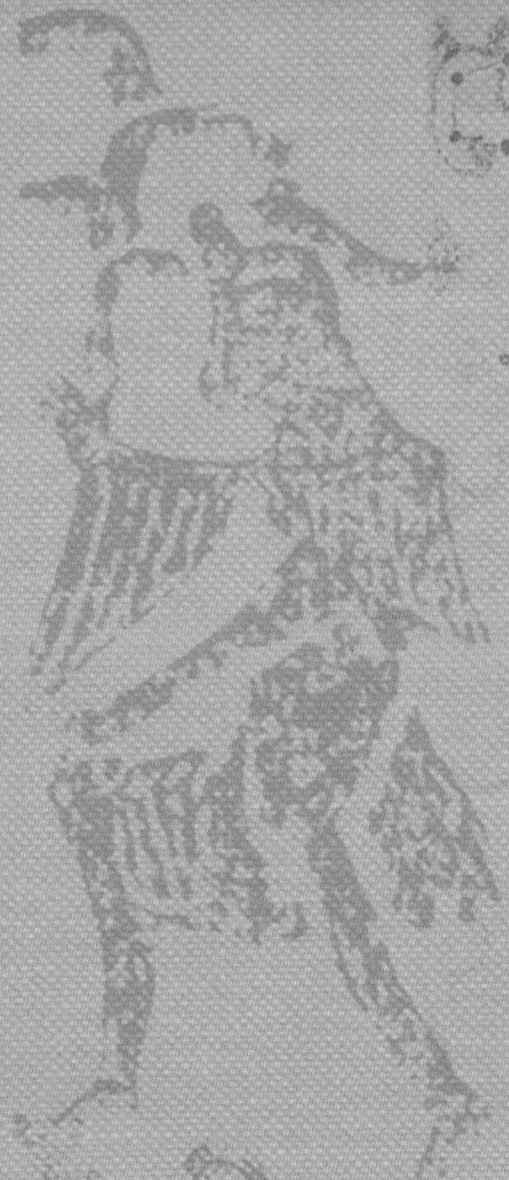

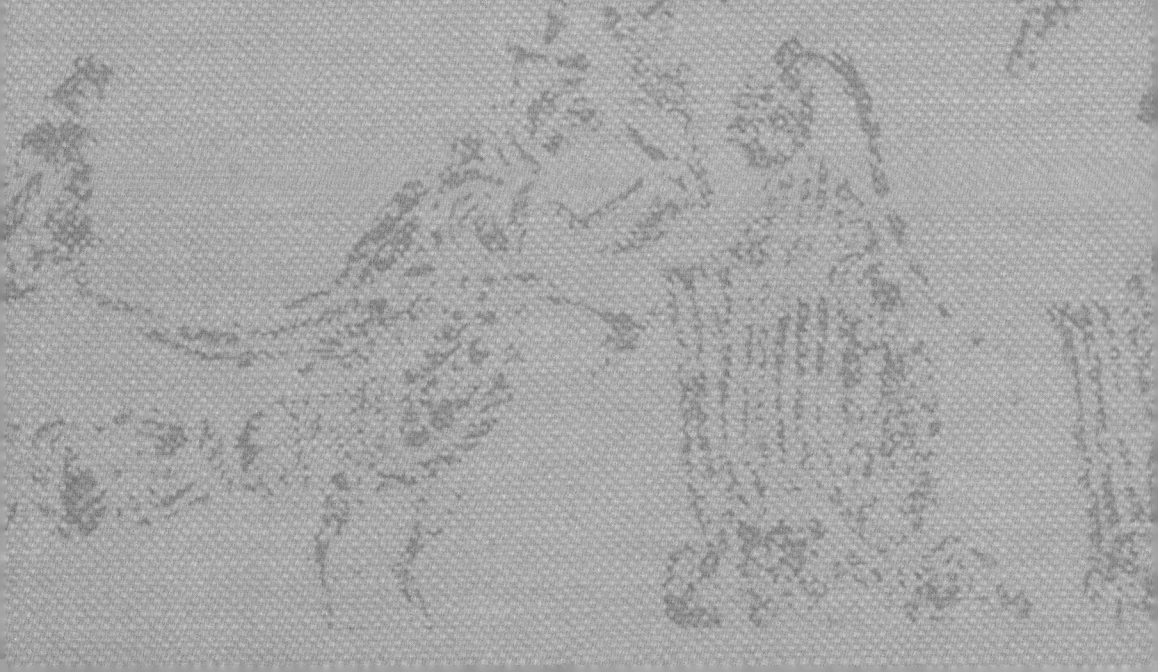

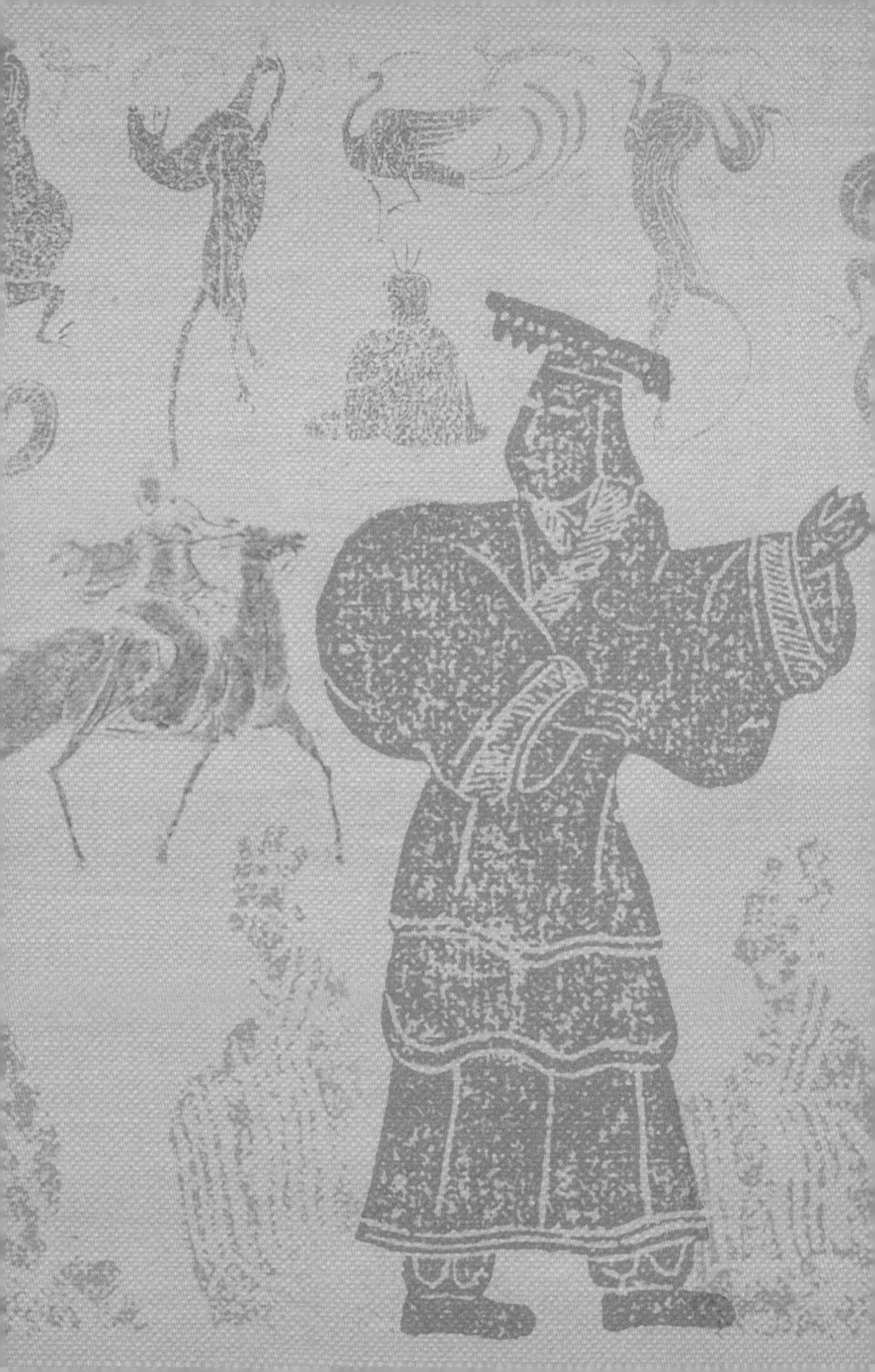

中国古医籍整理丛书

# 生草药性备要

### 清·何谏 撰

### 王瑞祥 何 永 校注

中国中医药出版社

·北 京·

**图书在版编目（CIP）数据**

生草药性备要/（清）何谏撰；王瑞祥，何永校注.—北京：中国中医药出版社，2015.12（2024.11重印）

（中国古医籍整理丛书）

ISBN 978 - 7 - 5132 - 3073 - 5

Ⅰ.①生…　Ⅱ.①何…　②王…　③何…　Ⅲ.①中药性味　Ⅳ.①R285.1

中国版本图书馆 CIP 数据核字（2016）第 006466 号

中 国 中 医 药 出 版 社 出 版

北京经济技术开发区科创十三街31号院二区8号楼

邮政编码　100176

传真　010 64405721

北京盛通印刷股份有限公司印刷

各地新华书店经销

\*

开本 710×1000　1/16　印张 4.75　字数 16 千字

2015 年 12 月第 1 版　2024 年 11 月第 3 次印刷

书　号　ISBN 978 - 7 - 5132 - 3073 - 5

\*

定价　15.00 元

网址　www.cptcm.com

# 国家中医药管理局
# 中医药古籍保护与利用能力建设项目
## 组织工作委员会

**主 任 委 员** 王国强

**副 主 任 委 员** 王志勇 李大宁

**执 行 主 任 委 员** 曹洪欣 苏钢强 王国辰 欧阳兵

**执行副主任委员** 李 昱 武 东 李秀明 张成博

**委 员**

各省市项目组分管领导和主要专家

（山东省）武继彪 欧阳兵 张成博 贾青顺

（江苏省）吴勉华 周仲瑛 段金廒 胡 烈

（上海市）张怀琼 季 光 严世芸 段逸山

（福建省）阮诗玮 陈立典 李灿东 纪立金

（浙江省）徐伟伟 范永升 柴可群 盛增秀

（陕西省）黄立勋 呼 燕 魏少阳 苏荣彪

（河南省）夏祖昌 刘文第 韩新峰 许敬生

（辽宁省）杨关林 康廷国 石 岩 李德新

（四川省）杨殿兴 梁繁荣 余曙光 张 毅

各项目组负责人

王振国（山东省） 王旭东（江苏省） 张如青（上海市）

李灿东（福建省） 陈勇毅（浙江省） 焦振廉（陕西省）

蔡永敏（河南省） 鞠宝兆（辽宁省） 和中浚（四川省）

## 项目专家组

**顾　问**　马继兴　张灿玾　李经纬

**组　长**　余瀛鳌

**成　员**　李致忠　钱超尘　段逸山　严世芸　鲁兆麟
　　　　　郑金生　林端宜　欧阳兵　高文柱　柳长华
　　　　　王振国　王旭东　崔　蒙　严季澜　黄龙祥
　　　　　陈勇毅　张志清

## 项目办公室（组织工作委员会办公室）

**主　任**　王振国　王思成

**副主任**　王振宇　刘群峰　陈榕虎　杨振宁　朱毓梅
　　　　　刘更生　华中健

**成　员**　陈丽娜　邱　岳　王　庆　王　鹏　王春燕
　　　　　郭瑞华　宋咏梅　周　扬　范　磊　张永泰
　　　　　罗海鹰　王　爽　王　捷　贺晓路　熊智波

**秘　书**　张丰聪

# 前 言

中医药古籍是传承中华优秀文化的重要载体，也是中医学传承数千年的知识宝库，凝聚着中华民族特有的精神价值、思维方法、生命理论和医疗经验，不仅对于传承中医学术具有重要的历史价值，更是现代中医药科技创新和学术进步的源头和根基。保护和利用好中医药古籍，是弘扬中国优秀传统文化、传承中医学术的必由之路，事关中医药事业发展全局。

1949 年以来，在政府的大力支持和推动下，开展了系统的中医药古籍整理研究。1958 年，国务院科学规划委员会古籍整理出版规划小组在北京成立，负责指导全国的古籍整理出版工作。1982 年，国务院古籍整理出版规划小组召开全国古籍整理出版规划会议，制定了《古籍整理出版规划（1982—1990）》，卫生部先后下达了两批 200 余种中医古籍整理任务，掀起了中医古籍整理研究的新高潮，对中医文化与学术的弘扬、传承和发展，发挥了极其重要的作用，产生了不可估量的深远影响。

2007 年《国务院办公厅关于进一步加强古籍保护工作的意见》明确提出进一步加强古籍整理、出版和研究利用，以及

"保护为主、抢救第一、合理利用、加强管理"的方针。2009年《国务院关于扶持和促进中医药事业发展的若干意见》指出，要"开展中医药古籍普查登记，建立综合信息数据库和珍贵古籍名录，加强整理、出版、研究和利用"。《中医药创新发展规划纲要（2006—2020）》强调继承与创新并重，推动中医药传承与创新发展。

2003～2010年，国家财政多次立项支持中国中医科学院开展针对性中医药古籍抢救保护工作，在中国中医科学院图书馆设立全国唯一的行业古籍保护中心，影印抢救濒危珍本、孤本中医古籍1640余种；整理发布《中国中医古籍总目》；遴选351种孤本收入《中医古籍孤本大全》影印出版；开展了海外中医古籍目录调研和孤本回归工作，收集了11个国家和2个地区137个图书馆的240余种书目，基本摸清流失海外的中医古籍现状，确定国内失传的中医药古籍共有220种，复制出版海外所藏中医药古籍133种。2010年，国家财政部、国家中医药管理局设立"中医药古籍保护与利用能力建设项目"，资助整理400余种中医药古籍，并着眼于加强中医药古籍保护和研究机构建设，培养中医古籍整理研究的后备人才，全面提高中医药古籍保护与利用能力。

在此，国家中医药管理局成立了中医药古籍保护和利用专家组和项目办公室，专家组负责项目指导、咨询、质量把关，项目办公室负责实施过程的统筹协调。专家组成员对古籍整理研究具有丰富的经验，有的专家从事古籍整理研究长达70余年，深知中医药古籍整理研究的重要性、艰巨性与复杂性，履行职责认真务实。专家组从书目确定、版本选择、点校、注释等各方面，为项目实施提供了强有力的专业指导。老一辈专家的学术水平和智慧，是项目成功的重要保证。项目承担单位山东中医药大学、南京中医药大学、上海中医药大学、福建中医药大学、浙江省中医药研究院、陕西省中医药研究院、河南省中医药研究院、辽宁中医药大学、成都中医药大学及所在省市中医药管理部门精心组织，充分发挥区域间互补协作的优势，并得到承担项目出版工作的中国中医药出版社大力配合，全面推进中医药古籍保护与利用网络体系的构建和人才队伍建设，使一批有志于中医学术传承与古籍整理工作的人才凝聚在一起，研究队伍日益壮大，研究水平不断提高。

本着"抢救、保护、发掘、利用"的理念，该项目重点选择近60年未曾出版的重要古医籍，综合考虑所选古籍的保护价值、学术价值和实用价值。400余种中医药古籍涵盖了医经、基础理论、诊法、伤寒金匮、温病、本草、方书、内科、外科、女科、儿科、伤科、眼科、咽喉口齿、针灸推拿、养生、医案医话医论、医史、临证综合等门类，跨越唐、宋、金元、明以迄清末。全部古籍均按照项目办公室组织完成的行业标准《中医古籍整理规范》及《中医药古籍整理细则》进行整理校注，绝大多数中医药古籍是第一次校注出版，一批孤本、稿本、抄本更是首次整理面世。对一些重要学术问题的研究成果，则集中收录于各书的"校注说明"或"校注后记"中。

"既出书又出人"是本项目追求的目标。近年来，中医药古籍整理工作形势严峻，老一辈逐渐退出，新一代普遍存在整理研究古籍的经验不足、专业思想不坚定等问题，使中医古籍整理面临人才流失严重、青黄不接的局面。通过本项目实施，搭建平台，完善机制，培养队伍，提升能力，经过近5年的建设，锻炼了一批优秀人才，老中青三代齐聚一堂，有效地稳定了研究队伍，为中医药古籍整理工作的开展和中医文化与学术的传承提供必备的知识和人才储备。

本项目的实施与《中国古医籍整理丛书》的出版，对于加强中医药古籍文献研究队伍建设、建立古籍研究平台，提高古籍整理水平均具有积极的推动作用，对弘扬我国优秀传统文化，推进中医药继承创新，进一步发挥中医药服务民众的养生保健与防病治病作用将产生深远影响。

第九届、第十届全国人大常委会副委员长许嘉璐先生，国家卫生计生委副主任、国家中医药管理局局长、中华中医药学会会长王国强先生，我国著名医史文献专家、中国中医科学院马继兴先生在百忙之中为丛书作序，我们深表敬意和感谢。

由于参与校注整理工作的人员较多，水平不一，诸多方面尚未臻完善，希望专家、读者不吝赐教。

国家中医药管理局中医药古籍保护与利用能力建设项目办公室

二〇一四年十二月

# 许 序

"中医"之名立，迄今不逾百年，所以冠以"中"字者，以别于"洋"与"西"也。慎思之，明辨之，斯名之出，无奈耳，或亦时人不甘泯没而特标其犹在之举也。

前此，祖传医术（今世方称为"学"）绵延数千载，救民无数；华夏屡遭时疫，皆仰之以度困厄。中华民族之未如印第安遭染殖民者所携疾病而族灭者，中医之功也。

医兴则国兴，国强则医强。百年运衰，岂但国土肢解，五千年文明亦不得全，非遭泯灭，即蒙冤扭曲。西方医学以其捷便速效，始则为传教之利器，继则以"科学"之冕畅行于中华。中医虽为内外所夹击，斥之为蒙昧，为伪医，然四亿同胞衣食不保，得获西医之益者甚寡，中医犹为人民之所赖。虽然，中国医学日益陵替，乃不可免，势使之然也。呜呼！覆巢之下安有完卵？

嗣后，国家新生，中医旋即得以重振，与西医并举，探寻结合之路。今也，中华诸多文化，自民俗、礼仪、工艺、戏曲、历史、文学，以至伦理、信仰，皆渐复起，中国医学之兴乃属必然。

迄今中医犹为国家医疗系统之辅，城市尤甚。何哉？盖一则西医赖声、光、电技术而于20世纪发展极速，中医则难见其进。二则国人惊羡西医之"立竿见影"，遂以为其事事胜于中医。然西医已自觉将入绝境：其若干医法正负效应相若，甚或负远逾于正；研究医理者，渐知人乃一整体，心、身非如中世纪所认定为二对立物，且人体亦非宇宙之中心，仅为其一小单位，与宇宙万象万物息息相关。认识至此，其已向中国医学之理念"靠拢"矣，虽彼未必知中国医学何如也。唯其不知中国医理何如，纯由其实践而有所悟，益以证中国之认识人体不为伪，亦不为玄虚。然国人知此趋向者，几人？

国医欲再现宋明清高峰，成国中主流医学，则一须继承，一须创新。继承则必深研原典，激清汰浊，复吸纳西医及我藏、蒙、维、回、苗、彝诸民族医术之精华；创新之道，在于今之科技，既用其器，亦参照其道，反思己之医理，审问之，笃行之，深化之，普及之，于普及中认知人体及环境古今之异，以建成当代国医理论。欲达于斯境，或需百年欤？予恐西医既已醒悟，若加力吸收中医精粹，促中医西医深度结合，形成21世纪之新医学，届时"制高点"将在何方？国人于此转折之机，能不忧虑而奋力乎？

予所谓深研之原典，非指一二习见之书、千古权威之作；就医界整体言之，所传所承自应为医籍之全部。盖后世名医所著，乃其秉诸前人所述，总结终生行医用药经验所得，自当已成今世、后世之要籍。

盛世修典，信然。盖典籍得修，方可言传言承。虽前此50余载已启医籍整理、出版之役，惜旋即中辍。阅20载再兴整理、出版之潮，世所罕见之要籍千余部陆续问世，洋洋大观。

今复有"中医药古籍保护与利用能力建设"之工程，集九省市专家，历经五载，董理出版自唐迄清医籍，都400余种，凡中医之基础医理、伤寒、温病及各科诊治、医案医话、推拿本草，俱涵盖之。

噫！璐既知此，能不胜其悦乎？汇集刻印医籍，自古有之，然孰与今世之盛且精也！自今而后，中国医家及患者，得览斯典，当于前人益敬而畏之矣。中华民族之屡经灾难而益蕃，乃至未来之永续，端赖之也，自今以往岂可不后出转精乎？典籍既蜂出矣，余则有望于来者。

谨序。

第九届、十届全国人大常委会副委员长

许嘉璐

二〇一四年冬

# 王 序

中医学是中华民族在长期生产生活实践中，在与疾病作斗争中逐步形成并不断丰富发展的医学科学，是中国古代科学的瑰宝，为中华民族的繁衍昌盛作出了巨大贡献，对世界文明进步产生了积极影响。时至今日，中医学作为我国医学的特色和重要医药卫生资源，与西医学相互补充、相互促进、协调发展，共同担负着维护和促进人民健康的任务，已成为我国医药卫生事业的重要特征和显著优势。

中医药古籍在存世的中华古籍中占有相当重要的比重，不仅是中医学术传承数千年最为重要的知识载体，也是中医为中华民族繁衍昌盛发挥重要作用的历史见证。中医药典籍不仅承载着中医的学术经验，而且蕴含着中华民族优秀的思想文化，凝聚着中华民族的聪明智慧，是祖先留给我们的宝贵物质财富和精神财富。加强对中医药古籍的保护与利用，既是中医学发展的需要，也是传承中华文化的迫切要求，更是历史赋予我们的责任。

2010 年，国家中医药管理局启动了中医药古籍保护与利用能力建设项目。这既是传承中医药的重要工程，也是弘扬优秀民族文化的重要举措，不仅能够全面推进中医药的有效继承和创新发展，为维护人民健康作出贡献，也能够彰显中华民族的璀璨文化，为实现中华民族伟大复兴的中国梦作出贡献。

相信这项工作一定能造福当今，嘉惠后世，福泽绵长。

国家卫生和计划生育委员会副主任

国家中医药管理局局长

中华中医药学会会长

王国施

二〇一四年十二月

# 马 序

　　新中国成立以来，党和国家高度重视中医药事业发展，重视古籍的保护、整理和研究工作。自1958年始，国务院先后成立了三届古籍整理出版规划小组，分别由齐燕铭、李一氓、匡亚明担任组长，主持制定了《整理和出版古籍十年规划（1962—1972）》《古籍整理出版规划（1982—1990）》《中国古籍整理出版十年规划和"八五"计划（1991—2000）》等，而第三次规划中医药古籍整理即纳入其中。1982年9月，卫生部下发《1982—1990年中医古籍整理出版规划》，1983年1月，中医古籍整理出版办公室正式成立，保证了中医古籍整理出版规划的实施。2002年2月，《国家古籍整理出版"十五"（2001—2005）重点规划》经新闻出版署和全国古籍整理出版规划领导小组批准，颁布实施。其后，又陆续制定了国家古籍整理出版"十一五"和"十二五"重点规划。国家财政多次立项支持中国中医科学院开展针对性中医药古籍抢救保护工作，文化部在中国中医科学院图书馆专门设立全国唯一的行业古籍保护中心，国家先后投入中医药古籍保护专项经费超过3000万元，影印抢救濒危珍、善、孤本中医古籍 1640 余种，开展了海外中医古籍目录调研和孤本回归工作。2010 年，国家财政部、国家中医药管理局安排国家公共卫生专项资金，设立了"中医药古籍保护与利用能力建设项目"，这是继 1982～1986 年第一批、第二批重要中医药古籍整理之后的又一次大规模古籍整理工程，重点整理新中国成立后未曾出版的重要古籍，目标是形成并普及规范的通行本、传世本。

为保证项目的顺利实施，项目组特别成立了专家组，承担咨询和技术指导，以及古籍出版之前的审定工作。专家组中的许多成员虽逾古稀之年，但老骥伏枥，孜孜不倦，不仅对项目进行宏观指导和质量把关，更重要的是通过古籍整理，以老带新，言传身教，培养一批中医药古籍整理研究的后备人才，促进了中医药古籍保护和研究机构建设，全面提升了我国中医药古籍保护与利用能力。

作为项目组顾问之一，我深感中医药古籍保护、抢救与整理工作的重要性和紧迫性，也深知传承中医药古籍整理经验任重而道远。令人欣慰的是，在项目实施过程中，我看到了老中青三代的紧密衔接，看到了大家的坚持和努力，看到了年轻一代的成长。相信中医药古籍整理工作的将来会越来越好，中医药学的发展会越来越好。

欣喜之余，以是为序。

中国中医科学院研究员

马继兴

二〇一四年十二月

# 校注说明

　　《生草药性备要》，清代何谏撰。何谏（1633—1715），又名何克谏，字其言，号青萝山人，广东番禺县人，岭南草药学家。生于明崇祯六年（1633），明亡后，随父兄隐居于番禺青萝峰，采药著书，为乡亲治病，寿至八十余岁。

　　《生草药性备要》为岭南中草药专著，系统总结了岭南当地草药治病经验，对后世医家影响颇大。全书共两卷，分别从药名、别名、产地、形态、性味和主治等方面对 311 种粤东特产草药进行描述，下卷附奇效验方 8 首。所载药物多数未见于《本草纲目》，其中从草药形态推断药性，颇具特色。该书简短朴实、选药精当、疗效确实，是一部地方特色突出的本草著作。

　　《生草药性备要》现存版本主要有清代五桂堂刻本、守经堂刻本、翰经堂刻本，民国华兴书局铅印本、启德书局石刻本，香港鸿文书局刻本、长兴书局刻本。经分析，3 种清刻本为同一版本翻刻而成，两种香港刻本为同一版本翻刻而成。本次校注以清守经堂刻本（简称"守经堂本"）为底本，以民国华兴书局铅印本（简称"华兴书局本"）、启德书局石刻本（简称"启德书局本"）和香港鸿文书局刻本（简称"鸿文书局本"）为校本，以《岭南采药录》为他校本。

　　本次校勘整理的原则如下：

　　1. 采用现代标点符号，对原书进行重新标点，并编排目录。

　　2. 原书繁体竖排改为简体横排。

　　3. 凡底本中异体字、古字、俗字，以规范字律齐，不出校；通假字，原文不改，出校注说明；难解字词酌加注音、注释。另对广东方言酌加注释。

4. 药名按通用药名径改，不出校，如到扣草→倒扣草，蔓京子→蔓荆子，射香→麝香，商六→商陆。

5. 底本、校本皆有脱文，以虚阙号"□"按所脱字数补入。

# 生草药性序

医家各经①药品性，非尽为草木赋也。然孔子云：学之可以多识草木之名②。则凡书之可以寓目③者，可妨④节取观之。其时岁在康熙辛卯，从友延师，授⑤其草性相传，博览药味合成之方，如果效验，约计二百余。虽比《本草纲目》未有所⑥载，目其师友习道，并传性味调治，多有未究。然其草药多属粤东土产，故著家藏篇内次⑦究前辈，故后学者从其寒热温凉之体，始非诵诗读书之理助云。其效胜以岐黄妙术，犹当的指恭详，未可尽以为据，因并序言于其端矣，故后学从之。

---

① 经：熟悉。

② 孔子云……草木之名：语出《论语·阳货》："子曰：小子，何莫学夫诗？诗可以兴，可以观，可以群，可以怨。迩之事父，远之事君。多识于鸟兽草木之名。"

③ 寓目：观看。

④ 可妨：何妨，不妨。

⑤ 授：通"受"，接受。《韩非子·难二》："惠公没，文公授之。"

⑥ 所：原作"阢"，据华兴书局本、启德书局本、鸿文书局本改。

⑦ 次：华兴书局本、启德书局本、鸿文书局本作"研"，疑作"咨"。

# 目 录

目录

三

## 下 卷

# 上 卷

凡草药梗方骨对叶者，多属温；梗叶圆者，多属寒。辛补肝，泻肺，能散；酸补肺，泻肝，能收；苦补肾，泻脾；甜补脾，泻心，能暖①；咸补肾，能不坚；淡能利窍渗泄。

二卷尾附刻生草应验药方，甚效。

七叶一枝花　味甘，性温平。治内伤之圣药也。补血行气，壮精益肾，能消百毒，乃药中之王也。真谚云：七叶一枝花，紫背黄根人面花，若他生在何处是，日出昆仑②是我家。大抵谁人寻得着，万两黄金不换他。此药生于疳③石之上，一寸九节者佳。

金银花　味甘，性寒，无毒。能消痈疽疔毒，止痢疾，洗痔疮，祛皮肤血热，乃外科疮之圣药也。一名忍冬藤，一名左缠藤。

九里明　味劫④苦，性平，微寒，无毒。治痔疔，消热毒，治小儿胎毒，黄脓白泡，敷毒疮。捣汁和猪胆熬膏，擦腐烂患疮，生肌祛腐。为疮药之纲领也。

---

① 暖：温润。
② 昆仑：昆仑山，此处泛指深山。
③ 疳：疑作"甘"。
④ 劫：广东方言，指药性味甘涩。

金线吊芙蓉　治耳内暴热毒，红肿流脓，疼痛，槌汁滴入耳①，或加冰②片，消散而愈。其形叶皆有毛，梗青红。一名老虎耳。

千里香　味辛，性温。止痛，消肿毒，通窍。能止疮痒，祛皮③风，杀螆④疥。叶圆，如指头大。其藤生真香异味，又名满山香。

龙吐珠　治洗蛇茸注烂，散毒、干水⑤。又名狮子尾。

万年青　味腥，性甜，平。似兰花叶样。取叶同煲⑥猪精肉食，止热咳，止新吐血，理伤症。大肠结热泻血，小儿脱肛下血，俱煲肉食。

珍珠草　味劫，性温。治小儿疳眼、疳积，煲肉食，或煎水洗。又治下乳汁，治主米疳者最效。又名日开夜闭。

滴滴金　味苦，性寒。一门祛毒。

尖尾峰　味辛，性温。治风湿⑦，敷跌打。又名赶疯哂。

槐花叶　性苦、寒。疏风热，凉大肠血，洗疔痔，浸

---

① 耳：原衍"力"，据华兴书局本、启德书局本、鸿文书局本删。

② 冰：原作"水"，据华兴书局本、启德书局本、鸿文书局本改。

③ 皮：原作"胘"，据启德书局本、鸿文书局本改。

④ 螆：通"蟚"，指一些极细小的昆虫或寄生虫，以及由此引起的皮肤瘙痒、流水。

⑤ 干水：广东方言，指干的、水分少的、用以脱水的。

⑥ 煲：用文火烧煮或熬。

⑦ 湿：原作"温"，据华兴书局本、启德书局本、鸿文书局本改。

痔疮。花，入肝而凉血，治风热目赤、泄痢、血崩。

紫背金锁匙　味辛，性平。专门治跌打肿痛之首药。

磨①盆叶　用健肚、纽肚甚效，取叶擂米粉，加片糖煮熟食之。又治耳聋，煲肉食二次即闻听。其叶圆，花黄；其子如半截磨样。又名金花草。

水杨梅　味劫，性苦，略有毒。不入服食剂，宜煎水洗瘑癞、外痔，敷脚指烂，治水积指伤。

鸭脚艾　味苦，性温，无毒。消血通经，疗霍乱水泻，止痔疮血出，汤火伤；治心气痛，水胀；又治大小便血。又名刘寄奴。梗方，《本草》载之甚详。

马鞭草　味甘苦，性寒，有小毒。能活血通经，治洗痔疮。加硫黄槌烂敷之，又治生马疮用。能祛脏毒，洗痔疮毒，退上部火，理跌打。形如倒扣草，而倒扣草花叶色，从下开上一串如马鞭，此冬凋春长也。

乌桕　味甘苦，性寒，无毒。处处有之。治烂脚、瘑癞、蛇伤。其根皮治乳痈、酒顶②、酒疯脚。治坐板③，捣烂，用叶④少许，坐热又换。远⑤红者，治跌打已死，煲酒服之，能还魂，药之首也。气虚人不可服，猛胜大戟。

---

① 磨：原作"𥕝"，据华兴书局本、启德书局本、鸿文书局本改。下文"半截撦""𥕝档草"同。

② 酒顶：《岭南采药录》作"酒病"。

③ 坐板：坐板疮，生于臀部疮疡的统称。

④ 叶：原作"𥯗"，据华兴书局本、启德书局本、鸿文书局本改。

⑤ 远：华兴书局本同，启德书局本、鸿文书局本作"薳"，疑作"薳"，广东方言，指植物的嫩芽。

小叶蔓头萝　味甘，性苦。治一切风气，壮筋骨。取根，用叶，洗痔疮、疥癞、黄水疮；又治内伤，化痰止咳。敷折损伤，酒糟同敷。治小肠气发，和鸡蛋、泰和酒，熟服之即消。一名扒墙虎，一名抱树莲。

五指柑　味甘，燣①水饮。又洗疹癞、热毒。一名纹枝叶，又名布荆。其子即蔓荆子。又治沙②屎虫食，脚用火熏，用叶擦之，最效。

假苦瓜　味苦，性寒。凉血，消疮。叶、藤俱似苦瓜，一胎三子，祛黄气，理蛇伤最良。

破布叶　味酸，性平，无毒。解一切蛊胀，清黄气，清热毒。作茶饮，祛食积。又名布渣。

白背沙　味苦，性辛，有小毒。洗蟚脚，止痒。

大丹叶　味苦，性温。干水，杀蟚。一名暗山公，又名山大刀。

山地　　味甜酸，性平温。洗疳痔、热毒，蟚疥、烂脚。乃叶对面生，铺地处。六七月，花如桃花。子熟红黑，可食。理蛇伤用叶。

文树兰　消热毒。敷疮，用酒糟，如④或生或蜜糖槌叶敷患处。其叶长有尺余，四季常青，又名万年青。煲水洗外痔极良。

---

① 燣（zuǎn 攢）：一种烹调法，犹煎煮。

② 沙：原作"炒"，据启德书局本、鸿文书局本改。

③ 蓡：草名。下文"猪鬣蓡"同。

④ 如：疑为衍文。

蒲利蘠　味苦，性平，无毒。治疥癞，洗之即愈，煲肉食亦可。治癣，为末，猪油搽。叶似梅叶、根梗皮俱黑心②者正。

桑树皮　味甘，性平，无毒。其叶凉血解热，煲水洗赤眼。叶远头煲猪精肉食，治热眼。其子名曰桑椹，益颜，滋肾明目，延年益寿，乌须黑发。其蘠皮，即系桑白，能治肺火热，止咳嗽。其树身皮，消疮毒。其桑寄生，消热，滋补；追风，浸酒。

田葱　洗瘑脚，搽癣。同铁、锡粉炒，治瘑第一。多生淤泥中，处处有之。

山松须　味苦，性温，无毒。多服延寿。能杀瘑、干水、止痒、埋口③、洗疳疮、治瘑疥。治跌打肿痛，擂酒④服；其渣加蛤仔一只，槌敷患处。其松节浸酒，能祛风。

水松须　性寒，味苦。与山松须同治周身骨痛，擂粉煎饼服之，酒送下。又能止痒杀瘑。

清明草　洗瘑疥，洗烂头痒，止痒。此药生于清明，特有，过节后则无，多生在滋润溪涧之所。

大浮萍　味淡，性寒。治酒风脚痛，煲肉食。亦擦汗

---

① 蘠（qiáng 强）：广东话，植物的根。

② 心：下原衍"瘠"，据华兴书局本、启德书局本、鸿文书局本删。

③ 埋口：原作"理口"，据华兴书局本、启德书局本、鸿文书局本改。广东方言，指伤口愈合。

④ 擂酒：把原料（中草药）放在钵中，和酒一起研磨碎。

班①，能散皮肤血热，又治麻风。下私胎，煲水熏之。一名水浮莲。

小浮萍　能发汗，又能下胎。紫背者佳。

白花丹　味劫，性苦，寒，无毒。散疮、消肿、祛风，治蛇咬。煮崇鱼头，治疴疾痢症。煲肉食，祛眼膜，迎风下泪之症能止。一名山坡苓，一名假茉莉，又名蛇总管。擦癣、疥、癫，祛毒俱妙。

樟柳头　味酸辛，性寒，有大毒。治水肿，消痈肿、恶疮，落胎杀。白者良，赤者不可服，误食杀人。洗风痰最妙。又名商陆。

黄花雾　洗疥癫，解毒疮，止痒，埋口。对面叶，花黄色。春夏秀，秋冬枯。

乎麻叶　散风湿，消肿毒。有红、白两种：红散风湿，白消肿毒。子，能下胎衣。治跌打，用酒糟捣烂敷患处。又能散瘀。其下胎衣，槌烂蓖麻仁，罨②产妇脚板心即出，速效。

白勒　选　味苦辛，性微寒。梗洗瘰癫；根同彭蜞菊捣烂，敷疮、洗烂脚亦效。又名五加皮。

回叶　味辛，性温，无毒。消风肿，除秽气不和。

真牡丹　能祛风邪。又名大风草，又名臭梧桐。治牙

---

① 班：通"斑"。
② 罨（yǎn 掩）：掩盖，覆盖。
③ 勒：同"簕"，广东话，植物的刺。

痛、风痛。其子，黄者治酒风脚，切片焙热，贴脚跟。或擂烂，用灰面、胡椒末共煎饼贴之，立止牙痛，贴左腮边，不能断根。又治跌打已死，将蘁煲酒，服之立效，有起死回生之功。其花，乃迷魂之药，一名闹洋花。

芙蓉花　味劫、淡，性平。消痈疽，散疮疡肿毒，理鱼口便毒。其叶大，花红白色。又治小儿惊风、肚痛。又名即醉酒芙蓉。

假芙蓉　味辛，性温，无毒。治新内伤，煲肉食。又消恶毒大疮，用根皮捣烂，和蜜糖敷之，另用些煲酒饮。叶如芙蓉而菭花如狗牙。

鹿蹄草　祛眼膜。一名自扣草。

芋头草　散大疮，消恶毒，祛腐肉生新，又能止血。治鱼口便毒，槌烂煮醋敷之，冻则又换，三次立效。其叶，形如犁头样，蓝花。即小野芋。

橖挡草　味甜甘，性平，无毒。散风血热。耳鸣、耳聋，煲鸡肉食亦可。

黄皮皮　消风肿，祛疳癫，散热积。煲酒服，通小便，解污秽。核，治疝气。

蟛蜞花　散疮消热、咄①脓穿疮并瘰痔效。其根能脱牙。其花白者，治跌打、散瘀血，亦治苦伤。一名马兰草，一名路边菊。

---

① 咄：吸脓、排脓。

坎香草　能发散。其皮即香胶。叶，妇人煎水洗头，祛秽风。又名阴香。

火炭母　味酸，性寒。炒蜜食，能止痢症。敷疮，敷跌打，贴烂脚，拔毒、干水、敛口。

痴头婆　味甘，性寒，无毒。炒蚬①肉食，治疔癫，消②风散毒。一名苍耳子，一名羊蹄归。有赤、白二种：红子消风，白子散毒。

水胡满　味苦，性寒，有大毒，能杀人。治洗瘴癫热毒。一名蟛蜞盖，一名虎狼草。

独角薯　治疔症，消疮散毒，敷之。

蛇抱勒　味劫、酸。除瘴疥，杀虫，出汗斑，洗疳痔。浸酒，治瘰疬。十蒸九晒，治吐血，止牙痛。有勒。子红，可食。根浸酒，壮筋骨。一名黑龙骨。叶大的一名虎掌，一名山象皮。小叶的能开蛇口。

鹧鸪茶　味甘，香，性温。散热毒，止咳嗽，理痰火。治蛇咬伤，又名蛇总管。小叶的比③风则无，治咳膨胀，小儿五疳。其根，止牙痛。又名金不换，又名紫背金牛。

青桐叶　皮洗痔疮。一名长生叶。

---

①　蚬（xiǎn 显）：一种软体动物。壳厚而坚，外形圆形或近三角形。可食用，亦为鱼类、禽类的饵料，并可做为农田肥料。

②　消：原作"稍"，据启德书局本、鸿文书局本改。

③　比：平息。《太平观览·卷六十四》："比风息雨霁，有人乘船至者，云前见群鱼无数飞入于海，愿遂不复渔矣。"

龙鳞草　味淡苦，性平。消风热，浸酒。祛瘀生新，治小儿马牙疳，又治跌打。一名亚婆钱，又名午时合。

大沙叶　味辛苦，性温。其叶照天有沙点者为真。治飞沙、疥癞，淮牛生沙。其沙或从口食入，或从粪门食入。从口食入者，其牛不食草，口内有红块粒如豆大；从粪门入者，牛仍食草，尾有焦块。贯入钱贯草同搉，米汁食，效。

辣蓼草　洗瘑癞湿热。梗红，花白，皮尖。治水毒，收蚯蚓。花有红、白二种，擦癣效。

假蒟叶　味苦，性温，无毒。祛风。产后气虚脚肿，煮大头鱼食，或煲水洗极妙。其根治牙痛，洗烂脚。一名蛤蒟。酿苦瓜，封口好。又名不拨子。

大蓝青　味淡，性寒。消疮肿，祛瘀生新。又名大蓝。

土荆芥　味辛，性温。一门祛风止痛，宜煎水洗。小儿麻、痘脱靥后洗此，胜过蚬水。

凡葱　味劫，性平。破血通经，滴耳痛，散乳毒，又能洗痔疮毒。

土常山　味苦，性温。消肿毒，止骨痛，治发冷，治小肠气痛。

大风叶　味苦，性温。祛风消肿、祛毒。一名紫再枫。

土当归　味辛，性温。散血、消疮。俗云头能补血。

妇人勿服。

毛麝香　祛风，消毒。有二种：一种形如火炭母，生毛；一种形如大枫艾，叶大。

赤浊叶　其叶，散血，散风毒。一名赤荟叶。骨圆，与苦楝相似，治赤苓打甚好。

老公根　味辛甜，性温。治白浊，散湿热毒。一名葵蓬叶，一名崩口碗。滚水罩过，用姜、醋伴食。又治小肠发痛①，洗疳疮。

鹿含草　味淡酸，性温。滋阴，壮筋骨，散酒伤，延寿。一名人字草，又名跌线草。敷跌打损伤，浸酒。散痰，祛瘀生新，舒筋活络。

怎地萝　味淡，性寒。有红、白二种：红治红痢，白治白痢。煲瘦肉食，汤作茶饮，能治小儿生疳。又名一朵芙蓉花，贴地生。

狐狸尾　治小儿五疳，又能洗痔疮。

豨莶草　味辛，性温。祛风湿，壮筋骨，乌须明目。洗痔疮、洗疳祛肿。一名假紫苏，一名乐马衣。叶青，有毛。其头浸酒，祛风、祛湿。

威灵仙　味苦辛，性温。祛风毒，除痰。通五脏、膀胱。消水肿，治足肿、腰膝冷痛，治折伤、诸般骨鲠，煲酒饮即愈。语云：黑脚威灵仙，骨见软如绵。其藤，生如

① 痛：原作"发"，据启德书局本、鸿文书局本改。

牛膝样，能救妇人胎前、产后妙方，宜炒食。

班骨相思二　味甘，性平。治跌打伤，壮筋骨，补足胫，煲水洗亦可。一名土牛膝，又名多须公，又名六月霜。马食者最良。

苦地胆　味辛，性平。散疮、凉血、消毒、祛痰，理鼠咬、蛇伤，亦能止血。其根，同白豆、片糖煲水饮，治中暑热盛。牙痛，煲酒含。一名土柴胡。

黑面神　味甘，性寒。散疮、消毒，洗烂口、膝疮，解牛毒。偶见诸毒，食此必见香甜。一名膝大治，一名钟馗草，又名狗脚刺。其根，浸酒饮最妙。

钱贯草　味甜，性寒。治白浊。煲粥食，利小便，消热毒。治牛马病。其子是车前。

鬼灯笼　消热毒，洗瘯脚、烂疮疼痛，用白灯笼和咸酸蘸煲酒饮，即止痛消肿也。跌打亦用。红、白二种：红者旺血，白者消毒。一名虎灯笼。

白饭叶　杀瘯，拔脓，治黄脓白泡疮。倘铁钉入肉不出，宜捣烂敷口，即出。

宽筋藤　味甜，性和。消肿，除风湿，浸酒饮，舒筋活络。其根，治气结疼痛、损伤、金疮，治内伤，祛痰止咳，治痈疽，挛手足，用热饭同敷，甚效。一名大炭葛。

水流兵　性大寒，有微毒。散凉疗癫。乏血虚人勿用。烧灰亦可擦癣。

血见愁　味淡，性寒。凉血，解热毒，祛瘀生新，理压伤，敷毒疮，治蛇咬。消肠风下血，煲肉食。洗白泡烂疮，治乳痈。一名血芙蓉。梗方，对叶。

塘边藕　味甜，性寒凉。治淋浊，利小便，清热毒。拔腐肉骨，与陈梅同敷立效。

过塘蛇　味淡，性寒。理酒痰，敷背痈，治蛇伤、颠狗咬伤。利便，捣汁饮。一名水盏菜，一名崩草。

田基黄　味苦、甜，性平。治酒病，消肿胀，解蛊毒，敷大恶疮，理疳疮肿。其花黄色，叶细，生在田基滋润处。

丁葵草　味甜，性温。敷大疮。其根煲酒，解热毒，散痈疽，治疔疾。治牛马疔，共蜜糖从敷；治马嘴疔，调蜜敷。埋诸疮口，用根存性为末，掺之即愈。亦治蛇伤。

猪仔笠　味甘，性温，无毒。止咳化痰，润肺滋肾。新染痰火症者，宜煲猪精肉食。加童便、姜汁、黄酒、盐水，十蒸九晒服之，润颜益寿。仔有红、白：红治红痢，白治白痢，同木棉花煲猪精肉食。又名山葛。

谷木叶　味劫，性温。止肚泻、痢疾。发酱豆用叶盖之，发得甚佳。叶似梧桐，叶有胶，胶能擦辫更妙。一名酱黄叶。

杏苗　味辛。祛风消肿，僻腥秽，止水泻，同米炒，燉水饮，立止。

金樱蔃　味甜，性温。正蔃旺血，理痰火，洗痔疔、痔疮圣药。其子熬膏，忝<sup>①</sup>精益肾，又能涩精、止咳。老年跌伤，用大金樱。又名糖莺子，又名脱骨丹。

小金樱　味劫，性温。根能败血。治少年跌打损伤，用此子槌敷患处。

山茨菇　味淡、甜，性平。治苦伤。煲肉食，消疮毒。

岗梅根　杀瘵，理跌打损伤如神。又名槽楼星。

路兜筋　味香、甜，性寒。消风，散热毒疮，止血生肌，用白豆槌烂敷患处。但远年瘵脚有虫，用箭心槌烂敷之，其虫即出愈。

过山风　味辛，性平。祛风湿，浸酒，壮筋骨。一名钻地风。

水芥菜　味苦，性寒。治小肠气发，消热毒，洗癣癞。

扁豆叶　味辛甜，性平，有小毒。理跌打损伤。其豆，能退热、补脾、泄滞。叶，消疮。花，祛瘀生新，消肿，散青黑。其根，治白浊，祛腐肉。有红、白二种。

芦荟　味劫，性平。凉血、止痛，治内伤，洗痔疮如神。敷疮疥，祛油腻。同米庄糖擂作饮，茶送，止咳嗽神药。槌盐少许，敷疮止痛。以入药，埋口，治疳疗湿癣。俗名劳伟。

---

① 忝：疑作"添"。

金钗草　味甘，性温，无毒。补肺止咳。即金钗石斛。宜作汤剂，勿为丸散。

猫儿卵草　治猫儿卵生疮最妙。

石蚕　味甜；性平。祛风痰，煲鸡肉。治风瘫骨痛，又治跌打、蛇伤。紫背者佳。

扁柏叶　味劫，性辛。散血，敷疮，同片糖槌敷，亦治跌打用。

姜七　味辣，性辛。似黄姜。槌敷疮消肿、散血止痛。虚火动，食之立效。亦能止血，理跌打。

番白贝　味淡，性平。血崩要用。一名白背桃。

梧桐皮　生肌，止痛，散血，凉脾，敷跌打。一名刺桐，一名亚娘鞋。其子，梧桐子。

大靛根　味苦，性平。解虫毒。叶，治眼热膜，吐血亦可。

自消容　治肿胀，敷大恶疮。根治伤痘。其子，自消子。

候羌　味辣，性平。能退热，治酒顶。一名千夜锦。

鹿角英　味苦，性平。眼科要用，煲牛肝食亦可，汁调酒服。

淡竹叶　味甜辛、淡，性寒。凉心暖脾，消痰止渴，除上焦火、风邪烦热。治白浊，退热、利小便，散痔疮毒，明眼目，同煲猪肉食。其子似麦冬。一名黄牛子。

绿葱花　味甜，性寒。下乳汁，宜炒煲肉食。其根，治白浊，亦能利小便。

芋苗　味甘，性温。治伤寒，退油腻。花，治隔食，炒①用。

六月雪　叶苦、凉，性寒。治伤寒中暑、发狂乱语、火症，亦退身热。

白龙须　味辛，性平。一门止咳。

狗牙花　治小儿邪病。若额上有暗云，俗言"犯四娘"，即取花它②之，或带在身，或捐在席底同睡，其病自退。

塘莺远　味辣，性辛。祛热、消毒、洗疳疮最好。

老鸦胆　味苦，性平。凉血，祛脾家疮，治牛毒，理跌打。

假麻区　味淡，性寒。治小儿疳积，理伤寒漏底，煲水饮之立止。亦能清暑、敷疮、散毒、消肿，大有止血之功。

观音茶　味劫，性平。煲水饮，退热。其种甚少。叶、梗似鸡爪兰。子样红色。一名九节茶。

独脚龙　味劫，性温。止血，止咳，治痰火。浸酒舒筋。

假苋菜　不入服。迷魂，塞寝。专擦血癣，最妙。又名迷魂草。

---

① 炒：原作"妙"，据启德书局本、鸿文书局本改。
② 它（tuó 驼）：同"驼"，相当于"坨"，指聚集成堆。

孱竹叶　味淡，性寒。能敷疮，治眼生偷针①。

青蒿　味苦，性寒。治小儿食积，洗疥癫亦妙。

借瓜兰　敷疮，祛毒，擦飞癣最妙。

朝阳草　祛风毒，洗瘟癫。

石南藤　味劫，性平。止腰骨痛，浸酒祛风甚效。

黄茄根　味腥，性温。消痰，祛肿，治跌打、黄肿，宜煲鸡肉食。

五味叶　味酸，性平。止咳、止渴，洗疮亦可。

枳椇花　味甘，性平。治伤病，煲肉食。撞红②，取根槌打擂食。牛生疔亦可用之。

鹤膝藤　治风痰鹤膝，祛痰、杀虫、敷跌打妙。一名九层塔。

夏枯草　味淡，性平。祛痰、消脓、治瘰疬。清上补下、祛眼膜、止痛。

野狐酥　治小儿五疳神药。

土白敛　味苦，性寒。治瘫痪、四肢无力，浸酒。补血，产后炖鸡食效。

抱石莲　不入服。宜洗痔疔，最妙。在石上生的者佳。

血沙叶　治生血沙，煲水洗，神药也；其症遍身红点

---

① 偷针：病名，即针眼。

② 撞红：女子适逢经期时，男女进行性交而感染上的一种疾病。

痕，痒难当。其叶红色，照见有沙点，形似猪𡟬[①]葱。

土细辛　味劫，性平。通关窍，舒筋络，取须用。一名一炷香，一名老虎料。

岗石辣　性辛。入骨祛风，理跌伤肿痛，和酒槌烂，敷患处甚妙。一名山辣料。

独脚乌桕　味甘、腥，性平。治小肠气痛，煲酒服。敷大疮，散百毒，理蛇伤。胜[②]生叶似乌柏，颜防己。

抱树莲　治疥癞，杀虫。似小叶蔓头萝，缠树而生。

岗油麻　催疮祛毒，止血埋口，又能开大肠，食多必便快。

咸酸蒟　味甘酸，性平。消肿、散毒、止痛、理跌打。一名丧间。

虎染筋　味辛，性平。消瘰疬红肿。其叶，晒干研末口服，常治刀伤，根洗皖泡疮。又名山象皮。

山鸡尾　味辛，性平。治蛇咬诸毒、刀伤，能止血生肌；舂汁，调酒服，渣敷患处。研末收贮，治气痛。

接骨红　味甘，性平。理跌打，祛瘀生新，能挟骨续筋，止痛消肿，散毒。叶背紫黑，梗红，生在石岩之处。

自叩草　性烈，不入服。治眼病，祛膜如神，痘眼亦好。有铜钱一个，放在脉门之上，槌叶敷在钱眼处则扯毒，其膜自消；大敷有泡，亦无碍。

---

① 猪𡟬（nǎ 哪）：指母猪。𡟬，指母的，雌性的。
② 胜：疑为衍文。

白首乌　敷疮散毒。叶，消热毒。又名五爪龙。

司藤勾　味甘，微苦，寒。除风热，定惊，除心热，平肝风。治小儿惊喊、发斑疹，治大人头晕、目眩。

节节花　散瘀、消毒、敷疮甚妙。一名虾镰菜。

白花草　专攻散毒，祛瘀生新。

癸卯桑　味甘，性寒。治白浊、痢肚，煲肉食效。

紫天葵　性烈，不入服。消疮咄脓，洗痔疔，能埋口。花黄，叶有五爪。一名山桔贝，一名咄脓①膏。

石辣　味辛，性温。祛风散血，止血消疮，祛瘀生新。一名千里急，一名泽兰。

蒲公英　味甜，性寒。治乳痈，消疸恶毒疮，滋阴、黑发。一名残飞坠。一名黄花地丁。

紫背草　味淡，性温。和气、消黄，治屙红痢，炒食。能敷恶疮，止痛散毒。其根，煲肉食，可医痰火。若装假打伤，用叶敷之，其内即变紫黑痕。一名东风叶。

紫背地丁　敷疮，凉血、消肿、祛毒。地丁名，有黄、白、紫色三种。

乌榄叶　专洗瘢毒如神。其子存性，能止血。

一点红　治跌打消肿止痛，祛瘀生新。浸酒，壮筋骨。

千子闻　治瘰疬破烂。存性，开油搽，生肌埋口。

---

①　咄脓：原作"出农"，据华兴书局本、启德书局本、鸿文书局本改。

九信菜　味辛，性平。有毒能杀人，不可乱服。此药能毒狗，大食必死。治消热毒疮。其子，敷瘰疬、痈疽。其实，同盐春烂敷，能祛瘀红黑，拔毒消肿。但手指生狗皮头，可斯皮扎之自愈。其蔃，十蒸九晒，治跌打将死，煲酒服，即回生。亦治恶疮，槌蜜敷，亦效。

川破石　味甜，性平。治酒顶，消蛊胀。浸酒，亦祛风。

川桔菜　味辛酸、性平。祛风邪，祛瘀生新，敷跌打。煲猪粉肠①同食，止燥咳。桔蔃，治热病。气虚弱人，煲酒服。

---

① 肠：原作"场"，据华兴书局本、启德书局本、鸿文书局本改。

# 下　卷

大枫艾　味苦，性辛。祛风消肿，活血除湿，治跌打。一名牛耳艾。敷酒风脚亦佳。其药市中有等奸歹人用此伪造假冰片。

黄羌　味辛，性平。祛风消肿，理跌打。一名臭屎羌。

益母艾　味辛，性温平、微寒。祛风邪，祛瘀生新，敷跌打。梗方，叶对，花红、白：红者入血，白者入气。熬膏，四制为丸，名曰益母丸，妇人胎产极效。四制者，加童便、米醋、黄酒、羌汁同浸也。又名益母草。

独脚柑　味淡，性平。除小儿黄气，五府虫积，同煎茶饮，或琢肉食。

鸡屎藤　味苦，性辛。其头，治新内伤，煲肉食，补虚益肾，除火补血，洗疮止痛，消热散毒。其叶，擂米加糖煎食，止屙痢。叶有葫、茎有毛者佳。

枸杞菜　味甜，性寒。明目，益肾虚，安胎，宽中退热，治妇人崩漏下血，立止。其根，即是地骨皮。其叶，炒米、茶，益精气。

苦菖蒲　味辛，性温。祛风消肿，治心气痛，通窍，

---

①　苦菖蒲：石菖蒲。

洗疗疮。疮石上生的、一寸九节者佳。

荷钱叶　味劫，性寒。舂汁，治白浊；存性，治莲蓬疮。其花阴干，贴疮疖立消。

山洽荷　味辛，性温。祛风湿，壮筋骨，浸酒；亦用其叶。似和花菜，一名千槌草，一名十一层。

走马胎　味劫、辛，性温。祛风痰，除酒病，治走马风。

料刁竹　味淡，性温。浸酒要药，能除风湿，最效。

红地莲　敷痈疽大疮，散毒消肿如神。

萹蓄头　有两种：黄者入药用，名较剪花，已上有载，但扁头，如羌花；蓝者，有毒。专敷疮洗肿、拔毒散血，跌打亦用。

洋花茶　味淡，性平。治痢症。亦有二种：红花治红痢，白花治白痢，俱煲猪精肉食。

紫故花　治小儿生天婆究②，煮油搽之亦妙。

半边莲　味甜，性平。治蛇咬伤，敷疮，消肿毒。梗似丁癸武样，半边紫红花。俗云：识得半边莲，不怕共蛇眠。

美人蕉　用心槌烂敷疮、消红肿。

火山荔　味甜、香，性辛。用盐微肥肉，贴火疗疮最

---

① 料刁竹：寮刁竹。
② 天婆究：粤东方言，指小儿头部脓、疱、疮、疖肿一类化脓性感染性疾病。

妙。叶，浸水数日，贴烂脚。核，治小肠气发。梗、壳共加胆凡，存性，治牙痛。

潘安果　味甘，性平。治小儿化天婆究，存性，开油搽。消热气，煲肉食。一名凤眼果。有一种服的，壳更红，子幼，肉腥闷。

木　树　皮，洗瘰癞、疳疮。叶，亦治天婆究。子，存性，止血。煨食，治小儿杀虫、祛腻。煮膏药，祛风、消肿、拔毒性。

沙谷牛　治瘰疬，照疮亦用。初起消散破烂、拔毒埋口。合①硼砂、冰片少许槌烂敷疮，用膏药盖之甚妙。此牛生在沙穴中，要锄掘取之方得。

鬼箭羽　治生血箭，能祛癫痫，辟邪。其顶上花，似箭羽；其叶，在根生，晒干变黑色。处处有之。

香薷　治中暑，同扁豆煎水饮效。叶似刜芥②，梗细小。

黄茅根　味甜，性平。治热咳，止泻肚，理小肠气，盖内伤亦效。其色白，入肺家，故能止咳。散瘰疹、敷疮、止崩漏。凡食鲩鱼醉痰涌，同生彭蜞擂烂取汁贯③饱，待吐出痰，即效。不可轻视，乃神方也。

水蕉　味劫，性寒。治胎衣不下，取汁熬热服。又利

---

① 合：原作"全"，据启德书局本、鸿文书局本改。
② 刜芥：疑作"荆芥"。
③ 贯：灌注。

小水。根，能退热毒，敷大疮。花，红色，形似观音兰。

较剪草　味苦，性平。一门行气，敷疮，止痛，理蛇伤，生津液，止喉痛。叶对生。一名鲗鱼胆草。

虾蟆草　敷大疮最效。叶似藤菜，一边花背拱。又名百毒散。

打不死　治火瘰疬，挟跌打伤。叶对生，似瓜子菜。

天蒜　味甜，性寒。治苦伤。叶似韭菜，其子似鱼胆。

石奇蛇　祛风，祛湿。浸酒，壮筋骨。扒在石岩之处生的佳。

石仙桃　治内伤，化痰止咳。生在石壁之上，子似桃。

扁柏子　用①叶，同糖糟槌烂，敷乳痈胜过蒲公英。

解草　味劫，性平。理跌打肿伤，槌敷甚妙。

旱芹菜　味辛，性温。补血，祛风、祛湿，敷洗诸风之症。生疥癞人勿服。一名本地当归。

白紫苏　味香，性平。能下气，除风湿。一名假紫苏。

天下捶　味淡，性平。治跌打。正根，煲酒饮，多打不痛。子，似痴头婆而细，色红，又名红痴头婆。

杨桃叶　味劫，性寒。利小水，治撞红，用大头鱼

---

① 用：原作"角"，据启德书局本、鸿文书局本改。

头，勿放油、盐煮汤食，候小便太急大放，其毒随小便而出，即效。用杨桃更妙。一名三苳。

倒吊蜡烛　根，煲酒，治跌打。花，治刀伤。子，不可食，形似羊角桃。

岗菊　味甜，性平。解毒，散痰。煲肉食，治苦伤。

井茜　洗疳、疔、痔，散毒，敷疮。

羊牡草　理痰火圣药，跌打亦可。有红、白色，白者更妙。

竹针　治火伤圣药。取竹卷理未开之叶，存性，开油搽①。

咸虾花　治小儿邪病，如发冷不退，暗带身上，即效。

过天藤　治一切瘰癫，煎水洗；或为末，开油搽。一名无相草。

千字珍珠草　头上生疮仔成堆、痛痒难礤②，煎水洗立效。生天婆究，研末开油搽亦可。

丢了棒　味甘，性平。祛风湿脚痛、酒顶，用叶七片，擂酒服。敷跌打，消肿痛，其根浸酒更妙。一名追风棍，一名赶风债。

天香炉　味淡、辛，性温。治痫，祛痰。牙痛，煲水含。通经，槌汁开酒服。

---

① 搽：原作"妙"，据启德书局本、鸿文书局本改。
② 礤：华兴书局本、启德书局本、鸿文书局本作"抵"，疑作"禁"。

黄枝叶　味劫，性平。消肿，理跌打伤。其子，能散热毒。

五爪龙　味甜、辛，性平。消毒疮，洗痦痔，祛皮肤肿痛。根，治热咳痰火，理跌打、刀伤。浸酒，祛风，壮筋骨。一名五龙根。其叶五指为真的。世人多以山槟榔乱取之，但爪龙乃清香，山槟榔无味，可以别之。

荔枝草　治跌打伤、祛瘀如神，洗痔疮，治酒顶，煲酒服。一名水羊耳。如荔枝叶，有子如荔枝一样。

小红花　治蛇缠腰疮，散毒，祛瘀生新，敷疮如神。

野麻根　舒筋续骨，炒黑，调酒服。

尖尾野芋头　治痈疽、肿毒、大疮，切片，火焙热贴，冻又换，数次立效。洗腕①，甚力大。一名狼毒头。

上黄连　味苦，性寒。消毒，解肿，治痈疮，解牛病天行热气，同绿豆擂烂煲水，摊冻②冲之；但牛病不可饮炎水。亦治眼热，发赤更妙。叶似蒲公英，其味不同。

蛤屎屈　味苦③，性平。生肌，止血。治痢疾发狂。治外科最效。

螟蛉巢　不入服剂，治疮④毒，敷烂指头疮如神。

假元荽　治癫，嗜⑤耳鼻，上头风；治痘眼祛膜、消

---

① 洗腕：涤除胃脘的痰水、积滞。
② 摊冻：放凉。
③ 苦：原作"肿"，据启德书局本、鸿文书局本改。
④ 疮：原作"疾"，据启德书局本、鸿文书局本改。
⑤ 嗜：臭。

肿，敷跌打、大疮极妙。一名盆蒌。

蚯蚓泥　治小儿阴囊肿痛，蜂毒可①伤，烂头痒，用此泥槌蜜糖敷之立愈。

蚺蛇籈　治跌打伤，止痛。其形似大刀豆，周身籈钉。但用要槌烂敷之。一名石莲子。

山猫儿　不入服剂。祛瘰疬毒。治能收老鼠，槌汁，炒香米，将汁浸米晒干，老鼠食之必死。

独脚仙茅　味甜，性和。补肾，止痛。治白浊，煲肉食。十蒸九晒，用沙糖藏好，早晨送茶，能壮精神，乌须发，理痰火。其根煲肉食，大有奇功。花黄色，叶似茅。又名蟠龙草。

秃头草　性不入服剂。擦癣，敷恶毒疮。一名大王头。

七星剑　味香，性辛。专治颠狗、毒蛇、恶物咬伤，理跌打，敷大疮等症。叶似桃、柳，花如珍珠。根、枝、花、叶俱是对面所生，梗圆。此药实出在外省名山，移来栽种为真。今有本地老虎须相似，可以乱之，但取药请祈谅之，择用可也。宁疗牛毒症。名小叶不红，名假芥兰，名星色草。

大黄叶　味辛，性平。治黄食，消黄肿，擂粉食。

接骨草　味辛，性温。治风邪，理跌打，调酒服。一

① 可：轻微。

名搏骨丹。

水君叶① 味劫，性平。治小儿肚积，杀虫，消五疳，开胃。其壳，煲茶；其肉，或蒸猪肉。

柠檬叶 味辛，性温。退热、止咳、化痰、开胃。切鱼生用些，擗腥甚佳。

柠檬 味酸。香与柠檬相同。敷疮散毒，理跌打。无子。

老鼠簕 味淡，性寒。治痄腮、颈疬，洗痔疔。瘫治白浊，煲肉食。其蔃，火存性，开油搽，罨②痔更妙。名老鼠怕。

臭茉莉 不入服。洗疥癞、风肿。

蔓头萝 味淡，性微寒。通经行血，煲肉食，下乳汁。消肿毒，洗痔、疔、痔，理跌打。一名王不留行。

罗裙博 味辛，性温。消肿祛风，止咳祛痰。一名赶风瘀。

水芝麻 味淡，性寒。治疳积，退热，生津止渴，消疮。

苦楝根 味苦、劫，性寒。治虫积肚痛，消热毒，煲肉食。退热，用二皮③同片糖煲水饮。亦治屙痢虫出。洗瘑癞，取根向东方生者为妙。

---

① 水君叶：史君子。
② 罨（yǎn 掩）：覆盖，掩盖。
③ 二皮：牡丹皮、地骨皮。

韩信草　味辛，性平。治跌打、蛇伤，祛风散血、壮筋骨、消肿，浸酒妙。一名大力草，一名耳挖草。

土茯苓　味甜，性寒。消毒疮、疔疮，疮疬科药。生痹汁涂敷之，煲酒亦可。一名冷饭头。

白薯莨　味甜、劫，性寒。洗疳圣药，敷疮、散热解毒，理痈疽、恶毒大疮，消肿。

草决明　味甜，性寒。能治小儿五疳，又能明目，擦癣癞。一名狗屎豆。

马齿苋　味甜，性平。治红痢疾，消热毒，洗痔疮、疳疔。

丁公藤　祛风湿，散热毒，洗酒风脚，浸酒饮之，周身必有汗潺出，如痴迷一般。一名南藤。

木鳖子　味腥，性毒，不入服。敷痈，散肿拔毒，涂疬、疥，妙用。

蛇床子　不入服。敷疮，止痒，洗瘑癞。

桂花枝　味辛，性温。祛风、发散、除热。一名土桂枝。

益霜柏　味甘，性平。理跌打，消肿；洗小儿烂痒，止痒。浸酒，壮筋骨，生新祛瘀。

竹节草　味淡，性寒。治白浊，消热散毒，利小便。

珊瑚枝　不入服。敷大疮，杀瘑癞，取些点；搽癣。

三七叶　味辣，性辛。跌打消瘀散血，敷毒疮，治痰火，又能止血。

大闹杨花　味甘，性温，有毒。食能杀人、迷闷人；少服止痛；通关利窍，祛头风，不过用三四分。但俱服，去心、蒂。一名大颠茄，一名马兰花。若食迷闷，用黄糖可解，甘草亦可。花形如喇叭①，其子如笋，周身籈钉。

小闹杨　味苦，形如茄子，有籈，花紫色，亦不可多服，服多则迷闷人。其根，治跌打将死，煲酒服，即回生。其子治牙痛。一名小颠茄。

天仙子　味苦，性平。治小儿五疳神药。

班鸠草　味酸、劫，性寒。杀瘝止痛、散热消肿。理跌打，散瘀血，煲酒服。又干水、止痒。名急性子，一名酸味草。

怕羞草　味甘，性寒。止痛消肿。用手擘之则合。名喝妖草。

大榕叶　味劫，性平。除骨内风，又能续骨。叶似柚叶，名万年阴。佛山南泉庙前有一株，俗称为婆罗树，凡远年骨痛，求神许食，取叶蒸醋，送饭常食，屡验。

小榕叶　味劫，性温。消骨内阴疮，敷跌打止痛，撞②酒饮。其树蕊，治赤眼，煲粥冲食。其吊须浸酒，治跌伤散瘀。验真假麻风，作茶饮。名半天吊。

水棉皮　味劫，性平。消疮肿，止痛，敷跌打，消红肿。又治木棉疔，煲肉食。花治痢症，白者更妙。

① 喇叭：原作"嗱哆"，据华兴书局本、启德书局本、鸿文书局本改。
② 撞：冲。

水翁皮　味微酸，性温。洗瘑癞，杀虫。其子，红黑者宜食，行气。煲水染布过泥似真乌色。

石榴皮　味劫，性温。治瘤子、疮，止泻痢，洗疝痛。有红、白二种，白者更妙。

鸭脚树根皮　味劫，性平。治酒顶，洗烂脚，敷跌打。十蒸九晒浸酒，祛风。

圆眼选　味香甜，性温。治痔疔，杀虫。作茶饮，明目。其朝东嫩选蒸圣水，加冰片，搽眼弦烂。

杉皮　不入服。挟跌伤骨节。治火伤，存性，开油搽患处。其杉节浸酒，祛风止痛。

桑寄生　味辛，性温。安胎养血，散热，作茶饮。舒筋络，浸酒祛风。

枫香寄生　味辛，性平。祛风祛湿，洗疮、疥、癞、风毒烂并酒风。

松寄生　味香，性平。洗瘑癞，止痒。其节浸①酒，祛风湿。

柚树寄生　味辛，性平。治风湿，洗肿脚。牙痛，煲水含。

红花寄生　味烈。专门破血，敷疮散毒。亦理跌打。

乌柏寄生　味腥，性平。治吐白痰，煲肉食；吐血，煲鸡食。

---

① 浸：原作"酒"，据启德书局本、鸿文书局本改。

沙梨寄生　味甘、劫，性寒。散血祛瘀，治跌打，解热积。

栢树寄生　味腥，性平。治吐血、吐白痰，煲肉食。

穿鳞豆　味闷，不宜食。一门解毒极妙。

鹿耳草　敷疮圣药。名鹿耳苓。

大力牛　味甜，性劫。壮筋骨，解热毒，理内伤，治跌打。浸酒，滋肾。一名大口唇，一名扮山虎。

小飞羊草　味酸，性烈。治小儿飞痒疮满面，头、耳浓淋漓，敷洗，消肿毒。叶如瓜子样，有白蕊。

大飞羊　性味相同。治浮游虚火，敷牙肉肿痛。叶如柳叶，仍有白蕊。

老虎利　味苦，性和。止泻，浸疳疔、痔疮，能散毒，治瘰疬。芽、梗俱有箲。子蓝色，可食。

琉璃草　消囊痈、拔毒圣药。

土白蔹　味甘，性寒。治酒顶，消小肠气发，敷恶疮，理蛇口开。一名老鼠担冬瓜。

米仔花　理跌打损伤，又能续骨。

龙船花　消疮咄脓，祛风止痛，理痰火。又名五月花，又名映山红。

鸡冠花　白者可同冬瓜皮洗痔疮，最效。

脓见消　味劫，性和。散恶疮。止牙痛，槌汁和水含之。一名咄脓膏。

速离细　不入服。专理跌打。形如井茜。一名海金沙。

菊花叶　味甘，性寒。治疗、痁疮，酒服，渣敷患处。又治痈疽、大毒疮。其根槌蜜，敷马嘴疔效。

山白芷　味辛，性平。祛风痰，散热毒，治哮喘。选、叶、梗俱有毛。一名毛老虎，一名土白芷。

鸡骨香　味辛、苦，性温。治咽喉肿痛，心气痛。一名山豆根，一名土沉香。

过岗龙　味甜、香，性温。祛风湿，壮筋骨，理跌打伤，通行周身血脉，又能行气、治痰火。叶如燕尾，根红色，作花心。

廖折草　味甜，性平。治跌打蛇①咬。一名白花菜。

葫芦茶　味劫，性平。消食，杀虫，治小儿五疳，作茶饮。

百毒散　味甜，性平。止痛，专敷大疮，止药散毒最妙。

香花菜　味辛辣，性温。专散风湿热，亦治小儿乳咳。

豺狗唎　味劫，性平。散瘀血，理跌打，炒；扑伤，酒服，渣敷患处。

雾水葛　味甜，性寒。散痈疽大毒疮，消肿，治乳痈、乳岩，用根槌片糖敷之。又能凉血。一名地消散。

---

① 蛇：前原衍"庵"，据华兴书局本、启德书局本、鸿文书局本删。

紫背天葵　味甘，性和。治瘰疬，炒①食，消痰。疮，浸酒，内伤亦可。叶如②葵，背红，头如珠。有红、白二种，白者能消火疮、火症之类。

紫背天蚕　味淡，性寒。祛痰妙药。理跌打，治蛇伤。一名祛痰草。

凤凰肠　味甘，性平。治痰火、跌打，祛瘀生新，宽筋续骨，医牛马圣药。一名老鼠尾。

山稔叶　味甘，性辛。止痛，散热毒，止血、拔脓生肌。其根，治心痛。子，亦可食，健大肠，亦治蛇伤。

龙牙草　味甜，性平。理跌打伤、止血、散疮毒最妙。

较前花　味腥，性寒，有小毒。治伤寒，理酒顶，消便毒，最妙。一名黄花扁畜。又有一种，蓝花，有大毒，不可服。

臭草　味苦、臭，性寒。消百毒肿，散大疮，理蛇伤，撞酒服效。

无花果　味淡、甜，性平。洗痔疮。根，治火病。子，煲肉食，解百毒。蕊，下乳汁亦可。叶大，在一叶罅③生一子是真的。今人以牛蒡子乱之，其性颇合，其功甚少。

---

① 炒：前原衍"食"，据华兴书局本、启德书局本、鸿文书局本删。
② 叶：下原脱"如"，据华兴书局本、启德书局本、鸿文书局本补。
③ 罅：裂，开裂。

金刚藤　敷火疔疮，红肿能消，最好。

滑鱼藤　治囊痈散毒极妙。

落马衣　味香，性温。消风散热，祛毒疮，除筋骨疼痛。十蒸九晒，蜜汁为丸，止痛，壮筋骨。若肾虚人，其头浸酒饮亦妙。其叶对生。

凤冠草　治跌打折伤，或浸痔疔疮，亦治痢症。多生在井内。一名凤凰草。饮，又退黄气。

火秧簕　味苦，难食。治无名肿毒、大疮，割开两边，用火焙热贴之，其疮毒自消。蕊，亦解毒。叶，能祛毒，治热滞泻。其蕊和鸡蛋煎食，治中蛊胀食，能消肿。

枇杷叶　味淡，性平。解热和气，止咳下痰。去净毛，蜜炙，治呃逆之症，作茶饮，极有益。一名芦橘叶。

旱莲草　味甜、咸，性寒。治跌打伤、理酒顶、化痰、杀螆、止痒、干水、乌须。吐血成盆，和童便、徽墨舂汁，藕节汤开服。

辣料　味淡，性平。治跌打、蛇伤。一名白花菜。

天芥菜　味辛，性温。治肠风下血，消疮散毒，凉血、祛痰。其根同片糖煲水饮，治暑热。牙痛，煲酒含。一名马驾百兴。

鹅不食　味腥，性寒。理跌打折骨，止痛、消肿、消热，祛痘后眼膜。五月五日午时择之阴干，医诸般眼疾，配入药用。

两广杨总督丁酉年在任，施济君畏丸，能治时行外感发热，头刺，呕吐、泄泻、腹痛、痲疾等症。

陈皮、半夏、甘草、茯苓、枳壳、厚朴、扁豆、砂仁、神曲、黄芩、藿香、山消①、麦芽、香附、苍术、南薄荷各一钱为末，用生莲叶槌汁为丸；如未成胶，加些黏米粉为丸，每个重二钱。

暑疟，香薷煎汤下；疫症，苍术陈皮汤下；咳嗽，百部煎汤下；霍乱泄泻，胡椒七粒，绿豆四十九粒，煎汤下；湿滞泄，姜叶汤下；各症，陈皮汤煎下；痢症，车前煎汤下。

血过江症即流鼻血，其血从颈尾头项而上，此气血相反之病症，至成盆即死，百药不能止。惟一法可以而止，此神仙方法也。

用竹板一条，长约一尺三四寸，阔二指大，厚半分。又用白边带一条，长约三尺，两头扎紧，如吊落一样。唤病人坐正，用竹板放压颈尾第一椎骨，次唤病人双脚撑推其白边带。倘病人弱，用傍人帮推压其竹板，以截住其血路。此过气顺而止也。

骨鲠法　用清茶一盏，次用左手品字三指顶乘，右手四指合收，单用中指面朝书写其字在茶面上。各项骨写

① 山消：过山消，中药名，性凉，味辛、微苦，用于祛痰、解毒、行血消肿。

"龙"字一个不尽勾，鸡骨鲠写"虎"字五个，<sub>下书</sub>为念咒云"五顺东流水"，口念写完为止，即饮下，立效。

敷恶毒大疮方　但红肿疼痛，一罨即消，屡验。

百毒散、土黄连、九里明、田基黄、山茨菇、银花、独脚乌柏、血见愁、文树兰、红花。

又敷大疮方　假苦瓜、苦地胆、大金、细金、铁包金、韩信草、丁癸草。

跌打闪郁方　鹅不食、酸味草、白蟛蜞花各一撮，洗净擎干，槌汁冲酒服，渣敷患处。

小儿头上黄脓白泡　疖子　各疮　猪胆一盏，九里明汁一盏，和匀，用瓦钵载住，炉火煮成糊膏。候冷，入雄黄五分，冰片二分，调匀搽，即愈。

小儿稀痘　免痘神仙方　草麻仁三六粒，去壳，朱砂一钱，麝香一分，先将朱、麝为末，后将草麻仁槌烂和匀。其药于端日①午时合三料，就于节日午时搽一料，七月初七日午时搽一料，九月初九午时搽一料；未满周一岁儿子，于七月七日午时搽一料，明年端午日搽一料，重阳日亦午时搽一料。其搽如钱样大，不可洗，任其自脱，如搽一次，出痘数十粒；搽两次，出痘十余粒；搽三次，永不出矣。

所搽十三次形穴列于后：头顶心一穴，两手板心各一穴；前后心各一穴，两脚板心各一穴；两肚边各一穴，两

---

①　端日：农历正月初一日。

脚拗心各一穴；两手拗各一穴。

附图

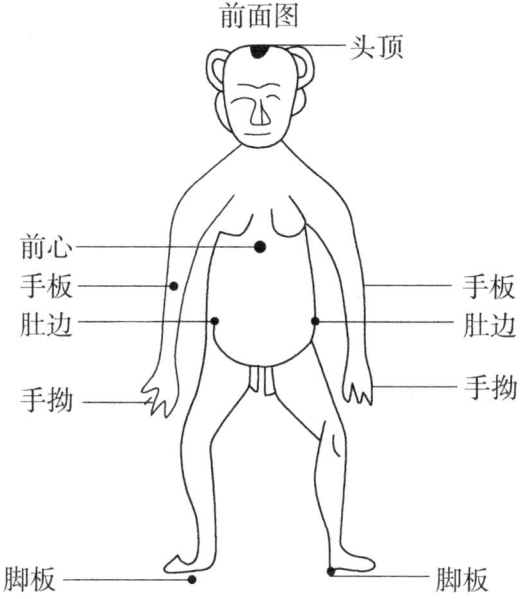

前面图

头顶

前心

手板　　　　　　　　手板

肚边　　　　　　　　肚边

手拗　　　　　　　　手拗

脚板　　　　　　　　脚板

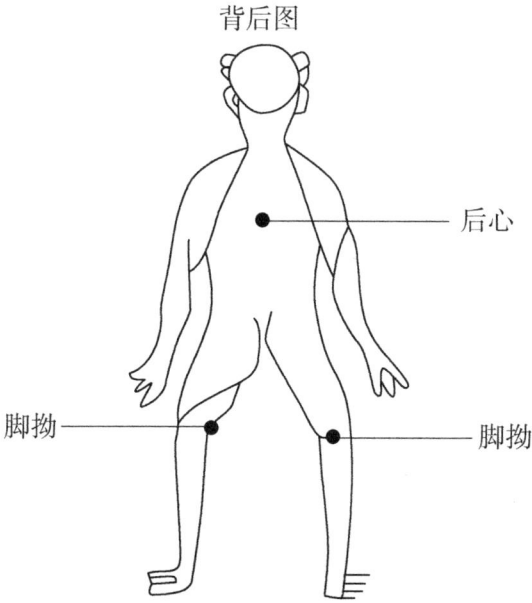

背后图

后心

脚拗　　　　　　　　脚拗

# 总 书 目

# 本 草